Abeer Babiker Idris

Computational Epitopes-Based Vaccine against Sin Nombre Virus

Abeer Babiker Idris

Computational Epitopes-Based Vaccine against Sin Nombre Virus

Immunoinformatyka Predykcja i modelowanie koktajlu komórek B i T Epitopy z glikoproteiny i nukleokapydu

Wydawnictwo Bezkresy Wiedzy

Imprint
Any brand names and product names mentioned in this book are subject to trademark, brand or patent protection and are trademarks or registered trademarks of their respective holders. The use of brand names, product names, common names, trade names, product descriptions etc. even without a particular marking in this work is in no way to be construed to mean that such names may be regarded as unrestricted in respect of trademark and brand protection legislation and could thus be used by anyone.

Cover image: www.ingimage.com

Publisher:
Wydawnictwo Bezkresy Wiedzy
is a trademark of
International Book Market Service Ltd., member of OmniScriptum Publishing Group
17 Meldrum Street, Beau Bassin 71504, Mauritius

Printed at: see last page
ISBN: 978-620-0-81418-0

SPIS TREŚCI

Immunoinformatyka Predykacja i modelowanie koktajlu Epitopów B i T-komórkowych z glikoprotein kopertowych i białek nukleokapidowych wirusa Numbre Gina

Abeer Babiker Idris,[1,*] Samah Mustafa Mahmoud,[2] Shaimaa Mohamed Elamin,[3] Yussra Yasin Mustafa,[1] Asma Ahmed Osman,[4] Mona Eltahir Adam,[1] Ahmed Hamdi Abu-haraz,[5] Khoubieb Ali Abd-elrahman,[6] Mohamed Ahmed Salih5

[1] Katedra mikrobiologii medycznej, Wydział Nauk Laboratoryjnych o Medycynie, Uniwersytet w Chartumie - Chartum, Sudan

[2] Krajowe laboratorium zdrowia publicznego - Chartum, Sudan

[3] Wydział Farmaceutyczny, Uniwersytet w Chartumie - Chartum, Sudan

[4] Wydział Medycyny i Nauk o Zdrowiu, Islamski Uniwersytet Omdurman - Chartum, Sudan

[5] Wydział Biotechnologii, Afrykańskie miasto technologii - Chartum, Sudan

[6] Uniwersytet Nauk i Technologii Medycznych - Chartum, Sudan

* Odpowiedni autor: abeer.babiker89@gmail.com

Streszczenie

Wirus Sin Numbre jest patogenem kategorii A, którego śmiertelność waha się od 30% do 50%. Był on odpowiedzialny za wybuch epidemii w parku narodowym Yosemite w 2012 roku. Dotychczas w leczeniu HCPS wywołanego przez SNV nie była dostępna terapia specyficzna. Pomimo wielu wysiłków zmierzających do opracowania bezpiecznych i skutecznych szczepionek przeciwko wirusowi SNV, w tym zarówno konwencjonalnych, jak i molekularnych, do chwili obecnej nie ma szczepionek, które wykazałyby wysoką skuteczność przeciwko temu wirusowi. W naszych badaniach analizowaliśmy glikoproteinę otoczkową i nukleokapid wirusa SNV przy użyciu narzędzi immunoinformatycznych znajdujących się w zasobach IEDB; w celu określenia najbardziej zachowanych i immunogennych epitopów dla komórek B i T. Następnie dokonano oceny przewidywanych epitopów pod względem pokrycia populacji na tle całej populacji światowej z ograniczonymi allelami MHC-I i MHC-II. Wśród przewidywanych epitopów dla komórek B najlepszymi kandydatami na glikoproteinę i nuklokapid były odpowiednio epitopy 743CKKYAYPWQT752 i 271QVDESKVS278. Dla komórek glikoprotein CD8+ T przewidywanych epitopów wybrano epitopy 208MTLPVTCFL216 i 458YTFTSLFSL466. Dla komórek glikoprotein CD4+ T przewidywane epitopy wybrano epitopy 50ILLTQVADL58 i 165LLLSSRIQVI173. Co ciekawe, najlepszymi kandydatami na epitopy dla nukleokapidów były epitopy 25YILSFALPI133 i 239FLAARCPFL247, które wykazywały duże powinowactwo do interakcji z obiema klasami MHC, I i II, oraz posiadały doskonałe pokrycie populacji dla alleli I i II klasy na całym świecie. Zgodnie z naszą najlepszą wiedzą, nasze badania po raz pierwszy przewidziały koktajl epitopów komórek B i T w celu opracowania skutecznej szczepionki przeciwko HCPS wywoływanej przez SNV.

Słowa kluczowe: Sin Numbre Virus (SNV), szczepionki oparte na epitopach, Immune Epitope Database (IEDB), in silico tools.

1. Wprowadzenie

Hantavirusy (*Bunyaviridas, Hantavirusy*) są przenoszonymi przez gryzonie nowymi wirusami[1], które powodują ponad 100 000-200 000 przypadków rocznie na całym świecie. [2-4] Szeroko klasyfikowane są do Hantawirusów Nowego Świata, które obejmują wirusy wywołujące hantavirusowy zespół sercowo-płucny HCPS, oraz do Hantawirusów Starego Świata, które są związane z inną chorobą, gorączką krwotoczną z zespołem nerkowym (HFRS). [2-5] Klasyfikację tę określa się na podstawie geograficznego rozmieszczenia zbiorników gryzoni. [4]

HCPS jest ciężką chorobą układu oddechowego, rzadką, ale często śmiertelną, prezentującą szerokie spektrum kliniczne, od krótkotrwałego gorączkowego zespołu z bólem głowy, bólem mięśni i małopłytkowością, do szybko postępującego obrzęku płuc charakteryzującego się zwiększoną przepuszczalnością naczyniową w wyniku zaburzeń funkcji bariery śródbłonkowej. Wyciek naczyniowy prowadzi do niekardiogennego obrzęku płuc, a w ciężkich przypadkach do niewydolności oddechowej, niewydolności wielonarządowej, wstrząsu kardiogennego i zgonu. [5-10] Zaproponowano różne mechanizmy patogeniczne, w tym uraz spowodowany przez komórki odpornościowe, uraz spowodowany przez cytokiny oraz zwiększoną odpowiedź VEGF z połączeń międzykomórkowych wynikającą z wysoce specyficznych interakcji wirus-integryna. [8] Ponieważ większość zgonów jest spowodowana dysfunkcją i hipoperfuzją mięśnia sercowego, a nie hipoksją, niektórzy badacze wolą używać terminu "hantavirusowy zespół sercowo-płucny" niż poprzedniego terminu "hantavirusowy zespół płucny". [3], [10] Wszystkie czynniki etiologiczne związane z zespołem sercowo-płucnym, co najmniej 20 genotypów hantavirusa, występują na półkuli zachodniej, a do najważniejszych czynników etiologicznych należą Hantavirus Sin Nombre (SNV) w Stanach Zjednoczonych i Kanadzie. [11-12]

SNV jest patogenem kategorii A[13], który według Centrów Kontroli i Zapobiegania Chorobom w latach 1993-2016 spowodował około 692 przypadków HCPS[14], przy zgłaszanym wskaźniku śmiertelności wynoszącym od 30% do 50%. [2], [3], [6] SNV jest wirusem otoczonym trisegmentowym genomem RNA o odczynie ujemnym. Duży (L) segment koduje polimerazę RNA zależną od RNA; średni (M) segment koduje prekursora glikoproteiny, GPC, która jest współtransformatywnie rozszczepiona na glikoproteiny transmembranowe Gn i Gc; mały (S) segment koduje białko nukleokapsydowe (Np). Wykazano, że zarówno glikoproteina, jak i nukleokapid przyczyniają się do zwiększenia odporności ochronnej. [15-19] Wirus SNV został odkryty po raz pierwszy w latach 1993. XX w.,[2], [3], [15], [16], [17] HPS związany z wirusem SNV jest poważnym i nieprzewidywalnym zagrożeniem dla zdrowia publicznego, co potwierdziło ognisko w 2012 r. w parku narodowym Yosemite w Kalifornii, w wyniku którego zginęły 3 osoby, a ponad 260 tys. odwiedzających park jest potencjalnie narażonych na kontakt ze śmiertelnym wirusem. [20] Zakażenia wirusem SNV zostały stwierdzone u osób narażonych zawodowo na kontakt z północnoamerykańskimi zwierzętami płaksowatymi (Peromyscus maniculatus)[21], które są naturalnym rezerwuarem wirusa SNV. ([10], [16]

Podobnie jak inne wirusy powodujące HCPS, SNV ma poważne potencjalne zastosowanie jako broń biologiczna ze względu na swoją wysoką śmiertelność i znaną drogę przenoszenia aerozoli. [5] Ponadto powoduje on znaczne szkody gospodarcze i stygmatyzuje dotknięte nim społeczności. Do chwili obecnej nie jest dostępna specjalna terapia w leczeniu HCPS powodowanego przez SNV. ([2], [3], [5] Główne metody leczenia ciężkich przypadków HCPS są całkowicie pomocne, często w otoczeniu oddziałów intensywnej terapii. [2] Ribawiryna, analogowy lek przeciwwirusowy o szerokim spektrum nukleozydów, przynosi pewne korzyści jako terapia w HCPS, ale wydaje się, że nie ma ona żadnego zastosowania klinicznego u pacjentów z HCPS ze względu na brak rozstrzygających danych klinicznych. [3], [4] Zbadano jednak wiele działań mających na celu opracowanie bezpiecznej i skutecznej szczepionki przeciwko HCPS, w tym metody konwencjonalne, jak również metody oparte na szczepionkach molekularnych wykorzystujących rekombinowane szczepionki podjednostkowe wykorzystujące systemy podawania szczepionek i plazmidowe DNA dostarczane przez działo genowe. [(2), (3), (12), (13)] Wydaje się, że w tych podejściach nie poczyniono większych postępów w tej dziedzinie, jak dotąd nie udowodniono wysokiej skuteczności szczepionki przeciwko HCPS, zwłaszcza przeciwko SNV. [(1), (2), (3), (20)] Dlatego też szczepionki oparte na epitopach (EV) mają pierwszeństwo w selekcji przed innymi tradycyjnymi szczepionkami. Oferują one wiele zalet, takich jak: bezpieczeństwo biologiczne, dobór epitopów zachowawczych lub immunodominujących do aktywowania reakcji komórkowych lub humoralnych, a także szybkie i ekonomiczne wprowadzenie bioprzetwarzania tych epitopów. Ponadto, rozmieszczenie geograficzne wirusów jest często dobrze określone i można określić populacje etniczne wymagające szczepienia. [(22)] Rzeczywiście wiele badań wykazało sukces immunologiczny szczepionek opartych na peptydach przeciwko chorobom zakaźnym u zwierząt doświadczalnych, jak również w badaniach klinicznych, które wykazały reakcje na szczepionki peptydowe przeciwko chorobom zakaźnym, na przykład malarii[(23),(24)] wirusowemu zapaleniu wątroby typu B[(25)] i zakażeniom HIV[(26),(27)], ale niestety mapowanie epitopów przy użyciu metod doświadczalnych jest kosztowne i pracochłonne.

Ostatnio, oparte na immunoinformatyce podejście do przewidywania większości zachowanych i immunogennych epitopów z baz danych sekwencji genomu wirusa może dostarczyć znaczącej ilości informacji na temat rozwoju EV-ów. Kilka ostatnich publikacji wyjaśnia w sposób bardzo szczegółowy wartości i korzyści uzyskane dzięki zastosowaniu immunoinformatyki i przewidywań w immunologii stosowanej i szczepieniach. [(28)] Co więcej, istnieje wiele badań wykorzystujących oparte na immunoinformatyce podejścia do projektowania EV-ów dla różnych chorób zakaźnych i poważnych. ([29), (30)] Ogólnie rzecz biorąc, każdy aktywny kandydat na szczepionkę musi zawierać co najmniej dwa epitopy antygenowe; jeden z nich musi wywoływać specyficzną reakcję komórek B lub CTL, a drugi - specyficzną reakcję komórek Th. [19] W niniejszym badaniu staramy się przeanalizować glikoproteinę otoczkową i nukleokapid SNV za pomocą narzędzi immunoinformatycznych znajdujących się w zasobach IEDB; w celu określenia najbardziej konserwatywnych i immunogennych epitopów dla komórek B i T, które mogłyby wyzwolić humoralną, jak i komórkową odpowiedź immunologiczną.

2. Materiały i metody

2.1. Odzyskiwanie sekwencji białek

Sekwencje glikoprotein i nukleokapidów wirusa Sin Number uzyskano w listopadzie 2016 r. z baz danych Narodowego Centrum Biotechnologii i Informacji (http://www.ncbi.nlm.nih.gov/protein/). Numery adhezyjne glikoprotein i nukleokapidów pobranych szczepów oraz ich daty i obszar zbiorów podano odpowiednio w (Tablica 1) i (Tablica 2).

Tabela 1. Numery akcesyjne pobranych szczepów glikoprotein oraz ich daty i powierzchnia zbiorów

Przystąpienie do GenBank Protein Nr.	Kraj	Data odbioru
NP_941974*	USA	20-OCT-2015
AFV71283	USA	05-JAN-2013
AFV71282	USA	05-JAN-2013
ALI59819	WIELKA BRYTANIA	13-OCT-2015
AAA75530	USA	03-CZERWIEC 2011 R.
AAC42202	USA	21-NOV-1995
2124409B	USA	16-IUL-1996

* Szczelina referencyjna

Tabela 2. Numery pozyskanych szczepów nukleokapidów oraz ich daty i powierzchnia zbiorów

Przystąpienie do GenBank Protein Nr.	Kraj	Data odbioru
NP_941975*	USA	20-OCT-2015
AIA08880	USA	26-MAY-2014
AIA08877	USA	26-MAY-2014

AFV71285	USA	05-JAN-2013
AFV71284	USA	05-JAN-2013
AFV71288	USA	02-02-2012
AFV71287	USA	02-02-2012
AFV71286	USA	02-02-2012
ALI59820	WIELKA BRYTANIA	13-OCT-2015
AAA75529	USA	03-CZERWIEC 2011 R.
AAC42203	USA	21-NOV-1995
2124409C	USA	16-IUL-1996

* Szczelina referencyjna

2.2. określenie regionów chronionych

Uzyskane sekwencje zostały wyrównane przy użyciu pokarmu wielosekwencyjnego (MSA) za pomocą Clustal W, wdrożonego w programie BioEdit, wersja 7.0.9.0;[(31)] w celu znalezienia zachowanych regionów wśród wariantów glikoproteinowych i neuklokapidowych tych szczepów.

2.3. Przewidywanie epitopów w komórkach B

Epitope komórkowy B jest częścią immunogenu, który wchodzi w interakcję z limfocytami B. Interakcja ta prowadzi do różnicowania się limfocytów B w komórkę plazmową wytwarzającą przeciwciała i komórkę pamięci. [(32)]

Cechą charakterystyczną epitopów komórek B jest ich hydrofilowość i dostępność. [(19)] W związku z tym z zasobów analitycznych IEDB (http://www.iedb.org/) skorzystano z metod klasycznej skali skłonności i ukrytych programów programowych modelu Markowa dla następujących aspektów:[(33)]

- Epitopy liniowe B-komórkowe Predykcja

Przy użyciu narzędzia Bepipred[34] z regionów chronionych z domyślną wartością progową 0,35.

- Przewidywanie dostępności powierzchni

Za pomocą narzędzia do przewidywania dostępności powierzchni Emini[35] z regionu chronionego o domyślnej wartości progowej 1.000 lub wyższej.

- Przewidywanie miejsc antygenowości epitopów:

Wykorzystanie metody antygenowości kolaskara i tongaonkera[36] do wykrywania miejsc antygenowych o domyślnej wartości progowej 1,042.

2.4. T Cell Epitope Prediction

2.4.1. CD8+ Przewidywanie epitopów komórek T

Do przewidywania epitopów komórek T CD8+, które wiążą się z MHC-1, użyliśmy metody przewidywania sztucznej sieci neuronowej (ANN)[37] z Immune Epitope Database (IEDB), a przewidywana wartość IC50 była mniejsza niż 100 nm . Przed predykcją długość peptydu została ustawiona na 9 aminokwasów i wybrano tylko często występujące allele. Do dalszej analizy wykorzystano zachowane epitopy o wartości IC50 mniejszej niż 100 nm.

2.4.2. 2.4.2. Przewidywanie epitopów komórek T CD4+

Dla wiązania MHC-II zastosowano metodę NN- align w narzędziu do przewidywania wiązań MHC-II w IEDB. [38] Wybrano zestaw odniesień ludzkich alleli. Do dalszej analizy wybrano zachowawcze, przewidywane epitopy CD4+ T-komórkowe o wyższym powinowactwie wiązania do oddziaływania z allelami przy IC50 mniejszym niż 1000 nm.

2.5. Analiza pokrycia ludnościowego

Wszystkie epitopy CD8+ T-komórki i CD4+ T-komórki przewidywane zostały ocenione pod kątem pokrycia populacji na tle całej populacji światowej przy użyciu narzędzia do obliczania pokrycia populacji IEDB. [39]

2.6. Modelowanie struktury 3D

Struktury glikoproteinowe i nukleokapidowe 3D wirusa Sin Number zostały uzyskane przez RaptorX Property (http://raptorx2.uchicago.edu/StructurePropertyPred/predict/), który jest serwerem internetowym przewidującym właściwości strukturalne sekwencji białek bez użycia informacji z szablonu. [40] Do wizualizacji struktury 3D użyliśmy Chimery UCSF (wersja 1.8). Chimera obecnie dostępna w ramach pakietu Chimera i dostępna na stronie internetowej chimery (http://www.cgl.ucsf.edu/cimera). [41] Struktura 3D weryfikuje dostępność serwisową i hydrofilowość przewidywanych epitopów limfocytów B i identyfikuje wszystkie przewidywane epitopy komórek T na poziomie strukturalnym. [29]

3. Wyniki

3.1. Przewidywanie Epitope'a z komórek B

Glikoproteina i białko Nukleokapsyd zostały wykazane do Bepipred liniowej prognozy epitope, antygenowości Kolaskara i Tongaonkara oraz metod przewidywania dostępności powierzchniowej Emini w IEDB, w celu przewidzenia prawdopodobieństwa specyficznych regionów w białku do wiązania receptora komórkowego B, będąc na powierzchni, są immunogenne w każdym z nich. Wynik pokazano na rysunku(1-2) poniżej tabeli (3-4).

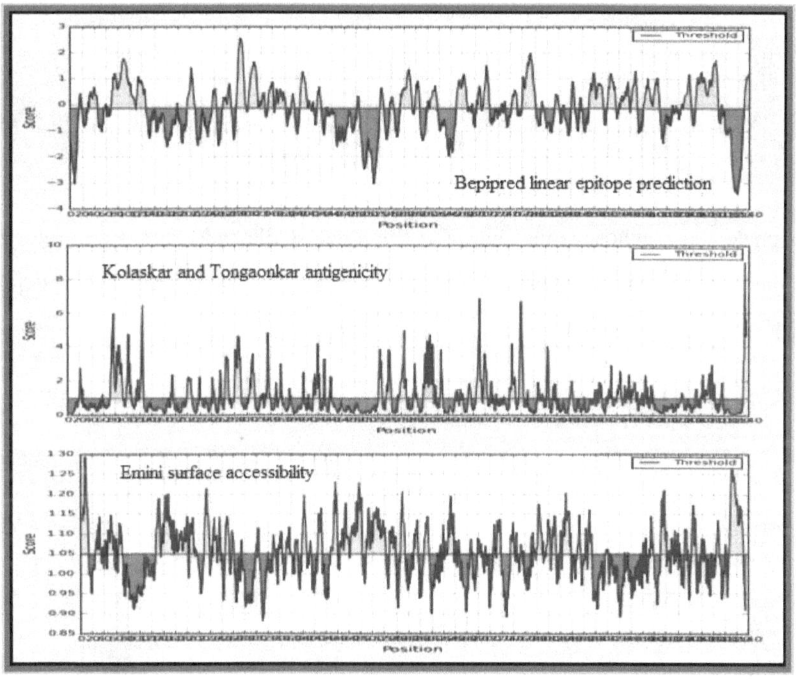

Rysunek 1. Przewidywanie epitopów komórek B dla glikoprotein w różnych skalach. Żółte obszary powyżej progu (czerwona linia) są proponowane jako część epitopu komórek B. Natomiast obszary zielone nie są.

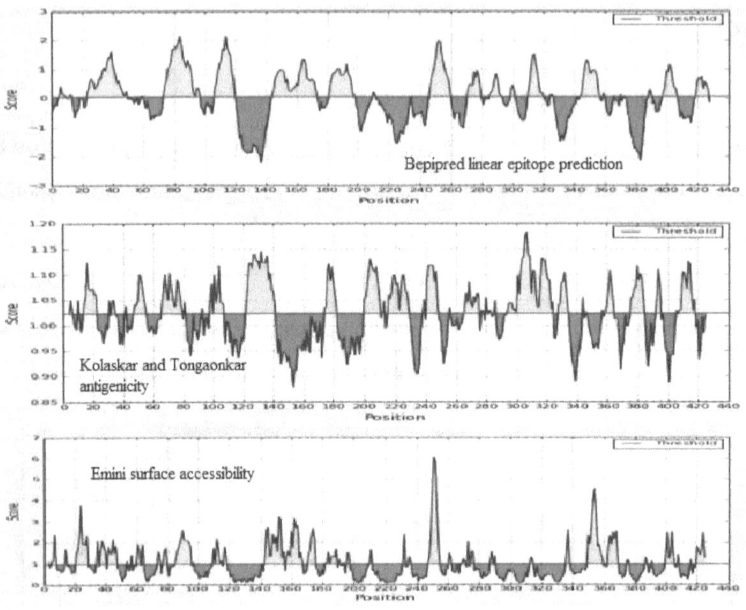

Rysunek 2. Przewidywanie epitopów komórek B dla nuklokapasu w różnych skalach. Żółte obszary powyżej progu (czerwona linia) są proponowane jako część epitopu komórek B. Podczas gdy obszary zielone nie są częścią epitopu.

Tabela 3. Wykaz przewidywanych epitopów komórek B dla glikoproteiny

Peptyd	Start	Koniec	Długość	Antygeniczność	Emini
TAGL	16	19	4	1.024	0.505
TVGLGQGYVTGSVE	33	46	14	1.054	0.194
TCNIPPTTFEAAYKSR	112	127	16	1.015	1.554
IALTQPGHTYDTMT	196	209	14	1.001	1.079
SCTENSF	239	245	7	1.009	0.733
SEPLFVPTMEDYRS	257	270	14	1.015	2.279
LNPRGEDHDPDQNGQGLM	279	296	18	0.949	4.552
GPVTAKVPSTETTETMQGIAFAGAPMYS	300	327	28	1.004	0.39
VRKADPEYVFS	333	343	11	1.033	0.625
GIIAESNHSVCDKKTVPLT	345	363	19	1.054	0.241

GEIEKI	372	377	6	0.968	0.797
AGPGASCEAYSETGIFNIS	387	405	19	1.014	0.127
KFRGSEQ	416	422	7	0.949	2.953
LHGW	483	486	4	1.03	0.466
HYSTESK	522	528	7	0.997	4.189
VEYQKKTM	538	544	7	2.181	1.011
CETAKELETHKKSCPEGQCP	556	575	20	1.035	1.558
ITESTESAL	580	588	9	1.001	0.928
QEN	602	604	3	0.881	2.547
ASADTPLMESGWSDTAHGV	650	668	19	0.995	0.451
ASSSSYSYY	684	691	8	1.879	1.056
KLVNPANQEETLP	694	706	13	1.014	2.742
*CKKYAYPWQT	743	752	10	1.054	2.348
DYQYETSWGCNPPDCPGVGTGCTA	760	783	24	1.029	0.248
SVGK	793	796	4	1.05	0.836
GTEQTCKHI	814	822	9	1.017	0.896
LVT	828	830	3	1.181	0.466
SKLQPG	842	847	6	1.024	1.6
LEQ	856	858	3	1.039	1.306
CVFGDPGDIMSTTSGMRCPEHTGSF	871	895	25	1.006	0.081
ATTPTCEYQGNTVSG	902	916	15	1.008	0.962
RDSFQSFNVTEPHITSN	924	940	17	0.994	2.346
LEWIDPDSSIKD	942	953	12	0.993	1.382
VSFQDLSDNPCKVDLHTQSIDGAWGSG	963	989	27	1.031	0.203
LRGSNTVKVVGKGGHSG	1027	1043	17	1.019	0.32
DTDCTEEGLAASPPHLDRVTGYN QIDSDKVYDDGAPPCT	1051	1089	39	1.019	1.916

*wybrane epitopy

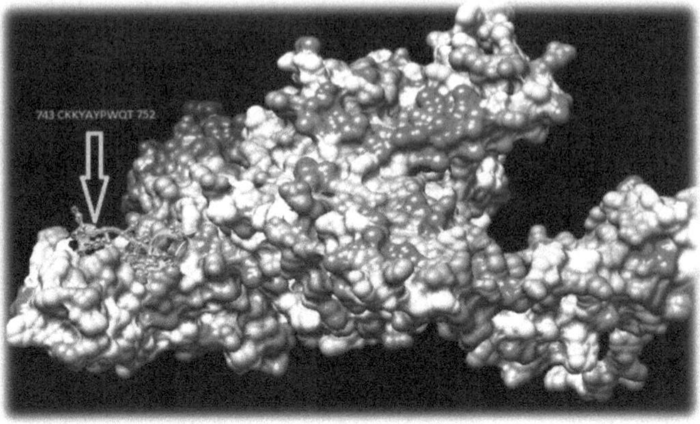

Rysunek 7. Epitop B-komórkowy zaproponowany dla glikoproteiny (wizualizacja za pomocą chimery UCSF)

Tabela 4. Wykaz przewidywanych epitopów komórek B dla białka nukleokapsydowego

Peptyd	Start	Koniec	Długość	Antygeniczność	Emini
KEVQ	5	8	4	1.045	1.52
QKLKDAERAVELDPDDVNKSTLQSRRA	23	49	27	1.003	5.71
LASKPVDPTGIEPDDHLKEK	74	93	20	1.014	1,732
SLR	95	97	3	1.045	0.965
IDLEEPSGQTADWK	107	120	14	0.971	1.263
RGRQTIKENKGTRIRFKDDSSYEEVNGIRK	144	173	30	0.95	11.914
PTAQSTMKADEITPGRF	182	198	17	0.969	1.197
FLPEQKDPRDAALA	246	259	14	1.022	1.141
*QVDESKVSD	271	279	9	1.035	1.48
ADARAESAT	285	293	9	0.974	1.02
ATP	299	301	3	1.012	1.005
APDRCPPTALY	310	320	11	1.072	0.665
MPE	324	326	3	0.914	1.181
KSVGTSEEKLKK	345	356	12	0.988	3.126
GDDMDPELRE	398	407	10	0.919	2.363
EISNQEPLK	419	427	9	0.989	1,789

* Peptyd z (271-279) daje wyższy wynik, jeśli jest skrócony (271 do 278) we wszystkich narzędziach

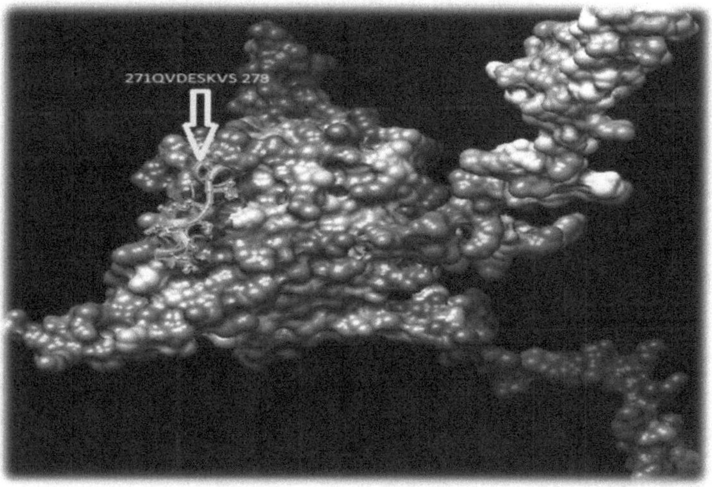

Rysunek 8. Epitope komórkowy B proponowany dla nukleokapsydów (wizualizacja za pomocą chimery UCSF)

Przewidywanie cytotoksycznych epitopów limfocytów T i interakcji z MHC klasy I:

Sekwencje glikoprotein i nukleokapidów analizowane przez narzędzie do przewidywania wiązań IEDB MHC-1, służące do przewidywania epitopów komórek T, oddziałują na różne typy alleli MHC klasy I. W oparciu o sztuczną sieć neuronową (ANN) o półmaksymalnym stężeniu hamującym (IC50) $\leq$ 100. Wyniki najlepszych epitopów są przedstawione w tabeli (5-6)

Tabela 5. Największy potencjał 2 epitopów komórek T CD8+ glikoproteiny z oddziałującymi ze sobą allelami MHC-1.

*Pełna tabela w załączniku

Peptyd	**Start**	**Koniec**	**Allele**	**ic50**	**Percentyl**
MTLPVTCFL	208	216	HLA-A*02:01	41.88	0.5
			HLA-A*02:06	7.21	0.1
			HLA-A*30:01	52.78	0.5
			HLA-A*68:02	5.58	0.2
			HLA-B*57:01	76.91	0.3
			HLA-B*58:01	15.35	0.3
			HLA-C*03:03	74.45	0.4
			HLA-C*14:02	34.97	0.2
YTFTSLFSL	458	466	HLA-A*02:01	6.44	0.1
			HLA-A*02:06	4.57	0.1
			HLA-A*68:02	9.22	0.2
			HLA-B*39:01	80.18	0.3
			HLA-C*03:03	32.15	0.4
			HLA-C*12:03	22.83	0.2
			HLA-C*14:02	39.92	0.2

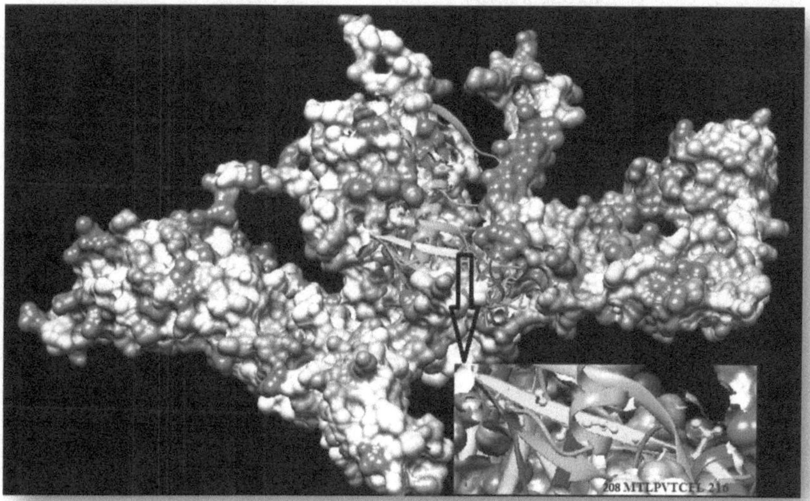

Rycina 8. epitop glikoproteinowy 208MTLPVTCFL216 zaproponowany do cytotoksycznego oddziaływania z komórkami T (MHC 1) (wizualizacja za pomocą chimery UCSF).

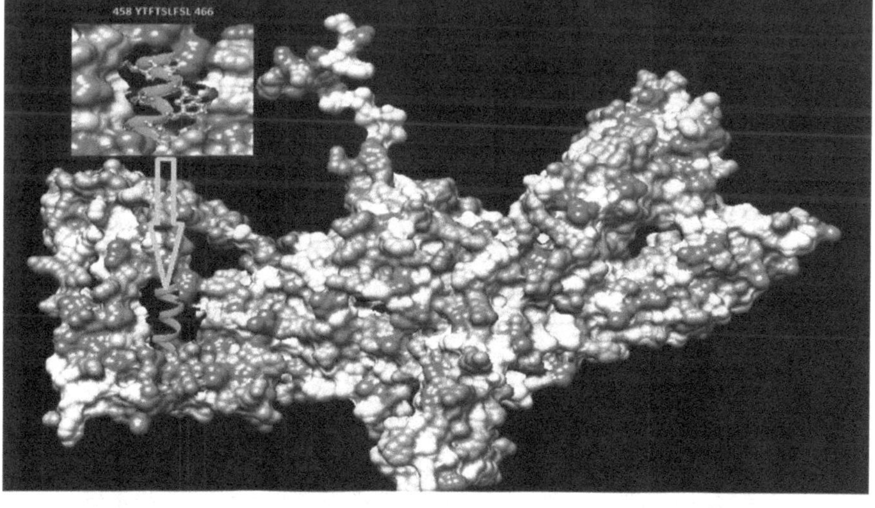

Rycina 9. epitop glikoproteinowy 458YTFTSLFSL466 zaproponowany do cytotoksycznego oddziaływania z komórkami T (MHC 1) (wizualizacja za pomocą chimery UCSF).

Tabela 6. Najbardziej potencjalne 2 epitopy komórek T CD8+ nukleokapsydów z oddziałującymi ze sobą allelami MHC-1.

Peptyd	Start	Koniec	Allele	ic50	Percentyl
YILSFALPI	125	133	HLA-A*02:01	6.98	0.1
			HLA-A*02:06	10.49	0.2
			HLA-A*32:01	45.63	0.3
FLAARCPFL	239	247	HLA-A*02:01	3.63	0.1
			HLA-A*02:06	8.16	0.1
			HLA-B*08:01	82.87	0.2
			HLA-C*03:03	44.74	0.4

*Pełna tabela w załączniku

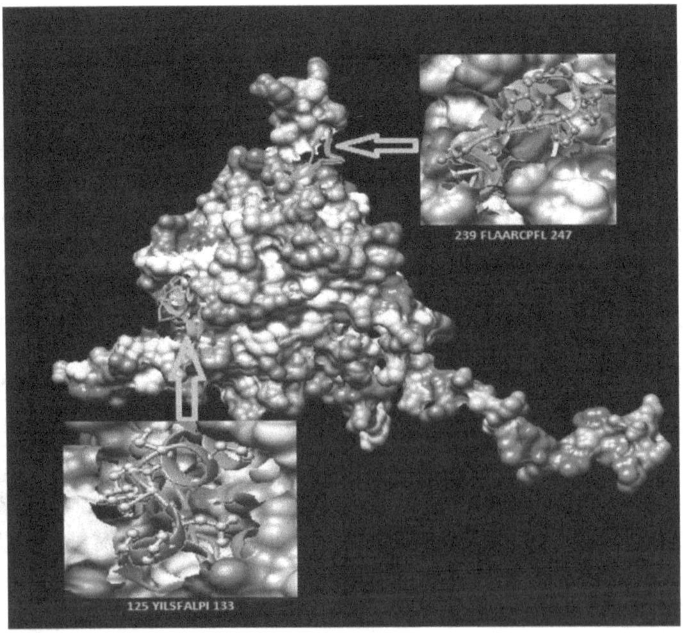

Rycina 10. epitopy białek nukleokapsydowych sugerowane dla interakcji MHC-I i MHC-II (wizualizacja za pomocą chimery UCSF)

Przewidywanie epitopów komórek pomocniczych T i interakcji z MHC klasy II

Sekwencje glikoprotein i nukleokapidów analizowane za pomocą narzędzia do przewidywania wiązań IEDB MHC-II opartego na NN-align z (IC50) ≤ 1000. Wyniki dwóch najlepszych epitopów przedstawiono w tabeli (7-8).

Tabela 7. Największy potencjał 2 epitopów komórek T CD4+ glikoproteiny z oddziałującymi ze sobą allelami MHC-II.

Sekwencja rdzeniowa	Start	Koniec	Sekwencja peptydowa	Allele	IC50	Ranking
ILLTQVADL	50	58	EITPILLTQVADLKI	HLA-DPA1*01:03/DPB1*02:01	442.9	20.15
				HLA-DPA1*02:01/DPB1*01:01	46	4.8
				HLA-DPA1*03:01/DPB1*04:02	37.3	4.42
				HLA-DQA1*01:02/DQB1*06:02	142.5	10.3
				HLA-DQA1*04:01/DQB1*04:02	495.9	7.75
				HLA-DQA1*05:01/DQB1*02:01	344.5	7.78
				HLA-DRB1*01:01	58.9	23.25
				HLA-DRB1*03:01	357.2	11.51
				HLA-DRB1*04:01	242.5	17.41
				HLA-DRB1*04:04	36.3	3.74
				HLA-DRB1*04:05	436.3	27.16
				HLA-DRB1*13:02	38.6	2.76

	HLA-DRB1*15:01	639.9	32.87
ILLTQVADLKIESSC	HLA-DPA1*02:01/DPB1*01:01	82.3	8.76
	HLA-DPA1*03:01/DPB1*04:02	71.5	7.65
	HLA-DQA1*05:01/DQB1*02:01	696.4	15.12
	HLA-DRB1*04:04	141.3	15.79
	HLA-DRB1*04:05	897	39.36
	HLA-DRB1*13:02	244.6	11.19
	HLA-DRB4*01:01	84.8	6.61
ITPILLTQVADLKIE	HLA-DPA1*01:03/DPB1*02:01	469.3	20.77
	HLA-DPA1*03:01/DPB1*04:02	37.5	4.44
	HLA-DQA1*04:01/DQB1*04:02	556.8	8.77
	HLA-DQA1*05:01/DQB1*02:01	415.4	9.37
	HLA-DRB1*01:01	55.8	22.59
	HLA-DRB1*03:01	214.6	8.37
	HLA-DRB1*04:04	34.3	3.45
	HLA-DRB1*04:05	367.8	24.6
	HLA-DRB1*09:01	298.6	17.64
	HLA-DRB1*13:02	40.1	2.86
	HLA-DRB1*15:01	656	33.25
PILLTQVADLKIESS	HLA-DPA1*01:03/DPB1*02:01	776.7	26.88
	HLA-DPA1*02:01/DPB1*01:01	71.4	7.65
	HLA-DPA1*03:01/DPB1*04:02	48	5.56
	HLA-DQA1*05:01/DQB1*02:01	575.5	12.74

	HLA-DRB1*04:04	51.2	5.85
	HLA-DRB1*04:05	602.4	32.3
	HLA-DRB1*13:02	95.2	5.86
SVEITPILLT QVADL	HLA-DPA1*01:03/DPB1*02:01	377.8	18.5
	HLA-DQA1*04:01/DQB1*04:02	298.3	4.26
	HLA-DQA1*05:01/DQB1*02:01	409.6	9.24
	HLA-DRB1*01:01	89.3	28.63
	HLA-DRB1*04:01	688.5	34.92
	HLA-DRB1*04:04	49.5	5.62
	HLA-DRB1*04:05	628.6	33.02
	HLA-DRB1*07:01	55.6	9.43
	HLA-DRB1*13:02	73.2	4.8
TPILLTQVA DLKIES	HLA-DPA1*01:03/DPB1*02:01	603.3	23.68
	HLA-DPA1*03:01/DPB1*04:02	40.6	4.79
	HLA-DQA1*04:01/DQB1*04:02	673.6	10.73
	HLA-DQA1*05:01/DQB1*02:01	519.3	11.57
	HLA-DRB1*01:01	73.3	26.02
	HLA-DRB1*03:01	206.9	8.2
	HLA-DRB1*04:04	35.5	3.62
	HLA-DRB1*04:05	430.1	26.94
	HLA-DRB1*09:01	644.1	30
	HLA-DRB1*13:02	59.1	4.03
	HLA-DRB1*15:01	825.1	36.92
VEITPILLTQ VADLK	HLA-DPA1*01:03/DPB1*02:01	439.7	20.07

				HLA-DQA1*04:01/DQB1*04:02	392.3	5.94
				HLA-DQA1*05:01/DQB1*02:01	335.1	7.57
				HLA-DRB1*01:01	71.3	25.66
				HLA-DRB1*04:01	304.5	20.64
				HLA-DRB1*04:04	42.3	4.6
				HLA-DRB1*04:05	585.1	31.81
				HLA-DRB1*07:01	83.4	12.53
				HLA-DRB1*13:02	64.2	4.3
LLSSRIQVI	165	173	CMIGLLSSRIQVIYE	HLA-DPA1*01/DPB1*04:01	244	9.67
				HLA-DPA1*01:03/DPB1*02:01	98.7	8.29
				HLA-DPA1*02:01/DPB1*01:01	98.7	10.28
				HLA-DQA1*01:02/DQB1*06:02	82	5.66
				HLA-DQA1*05:01/DQB1*03:01	177.6	21.11
				HLA-DRB1*03:01	62.4	3.44
				HLA-DRB1*07:01	23.3	4.5
				HLA-DRB1*13:02	96	5.89
				HLA-DRB4*01:01	63.2	4.85
			GLLSSRIQVIYEKTY	HLA-DPA1*01/DPB1*04:01	403.7	13.14
				HLA-DPA1*01:03/DPB1*02:01	202.8	12.99
				HLA-DPA1*02:01/DPB1*01:01	232	19.59
				HLA-DPA1*03:01/DPB1*04:02	35	4.16
				HLA-DQA1*01:02/DQB1*06:02	120.6	8.72

	HLA-DQA1*05:01/DQB1*03:01	480.5	35.13
	HLA-DRB1*01:01	163.3	37.53
	HLA-DRB1*03:01	218.1	8.46
	HLA-DRB1*04:05	446.7	27.52
	HLA-DRB1*07:01	111.5	15.21
	HLA-DRB1*08:02	576.2	13.97
	HLA-DRB1*13:02	247.9	11.28
	HLA-DRB4*01:01	46.7	3.42
IGLLSSRIQVIYEKT	HLA-DPA1*01/DPB1*04:01	306.5	11.14
	HLA-DPA1*01:03/DPB1*02:01	116.7	9.22
	HLA-DPA1*02:01/DPB1*01:01	100.2	10.42
	HLA-DPA1*03:01/DPB1*04:02	19.1	2.17
	HLA-DQA1*01:02/DQB1*06:02	83.1	5.75
	HLA-DQA1*05:01/DQB1*03:01	269.8	26.51
	HLA-DRB1*01:01	89	28.59
	HLA-DRB1*03:01	105.2	5.21
	HLA-DRB1*04:05	384.8	25.27
	HLA-DRB1*07:01	82.6	12.46
	HLA-DRB1*08:02	523.1	12.72
	HLA-DRB1*13:02	165.5	8.68
	HLA-DRB4*01:01	42	2.99
LLSSRIQVIYEKTYC	HLA-DPA1*01/DPB1*04:01	573.6	16.1
	HLA-DPA1*01:03/DPB1*02:01	291.3	15.99

	HLA-DPA1*02:01/DPB1*01:01	253.5	20.78
	HLA-DPA1*03:01/DPB1*04:02	178.4	13.86
	HLA-DQA1*01:02/DQB1*06:02	216.1	14.94
	HLA-DQA1*05:01/DQB1*03:01	577.7	38.19
	HLA-DRB1*01:01	227.2	43.13
	HLA-DRB1*03:01	475.1	13.68
	HLA-DRB1*04:05	529.2	30.2
	HLA-DRB1*07:01	163.8	19.2
	HLA-DRB1*13:02	386.8	14.91
	HLA-DRB4*01:01	48.4	3.57
MIGLLSSRIQVIYEK	HLA-DPA1*01/DPB1*04:01	235.5	9.46
	HLA-DPA1*01:03/DPB1*02:01	104.8	8.61
	HLA-DPA1*02:01/DPB1*01:01	95.3	9.98
	HLA-DQA1*01:02/DQB1*06:02	62.7	4.03
	HLA-DQA1*05:01/DQB1*03:01	186.5	21.71
	HLA-DRB1*03:01	50	2.86
	HLA-DRB1*07:01	42.5	7.59
	HLA-DRB1*08:02	351.6	8.44
	HLA-DRB1*13:02	99.2	6.03
	HLA-DRB4*01:01	50.1	3.71
RSCMIGLLSSRIQVI	HLA-DPA1*01/DPB1*04:01	151.4	7.08
	HLA-DPA1*01:03/DPB1*02:01	99.6	8.33

	HLA-DPA1*02:01/DPB1*01:01	86.4	9.15
	HLA-DPA1*03:01/DPB1*04:02	30.6	3.65
	HLA-DQA1*01:02/DQB1*06:02	75	5.08
	HLA-DQA1*04:01/DQB1*04:02	993.9	15.71
	HLA-DQA1*05:01/DQB1*03:01	234	24.59
	HLA-DRB1*03:01	202.2	8.09
	HLA-DRB1*07:01	9.7	1.57
	HLA-DRB1*13:02	110.7	6.53
	HLA-DRB4*01:01	81.4	6.35
SCMIGLLSSRIQVIY	HLA-DPA1*01/DPB1*04:01	172.7	7.75
	HLA-DPA1*01:03/DPB1*02:01	89.2	7.75
	HLA-DPA1*02:01/DPB1*01:01	91	9.59
	HLA-DQA1*04:01/DQB1*04:02	977	15.47
	HLA-DQA1*05:01/DQB1*03:01	181.2	21.36
	HLA-DRB1*03:01	93.6	4.78
	HLA-DRB1*07:01	13.6	2.49
	HLA-DRB1*13:02	98	5.98
	HLA-DRB4*01:01	71.7	5.57

*Pełna tabela w załączniku

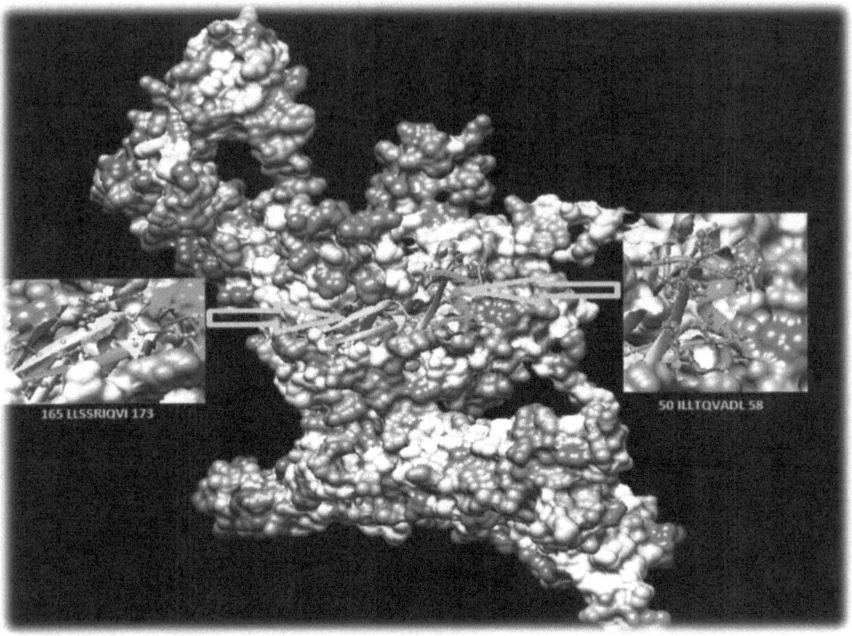

Rycina 11. epitopy glikoprotein proponowane do interakcji z komórkami pomocniczymi T (MHC-II) (wizualizacja za pomocą chimery USCF).

Tabela 8. Najbardziej potencjalne 2 epitopy komórek T CD4+ nukleokapsydów z oddziałującymi ze sobą allelami MHC-II.

Sekwencja kluczowa	**Start**	**Koniec**	**Sekwencja peptydowa**	**Allele**	**IC50**	**Ranking**
YILSFALPI	125	133	GLYILSFALPIILKA	HLA-DPA1*01/DPB1*04:01	47.3	2.93
				HLA-DQA1*05:01/DQB1*02:01	543	12.07
				HLA-DRB1*01:01	6.3	1.99
				HLA-DRB1*03:01	98.4	4.96
				HLA-DRB1*04:01	106.4	8.61
				HLA-DRB1*04:04	109.9	12.9
				HLA-DRB1*04:05	162.3	14.22

	HLA-DRB1*07:01	10.9	1.85
	HLA-DRB1*09:01	38	2.24
	HLA-DRB1*11:01	69.3	10.81
	HLA-DRB1*13:02	18.8	1.34
	HLA-DRB1*15:01	45.4	4.56
	HLA-DRB3*01:01	267.2	8.14
	HLA-DRB5*01:01	66.4	12
IGLYILSFALPILK	HLA-DPA1*01/DPB1*04:01	40	2.55
	HLA-DPA1*01:03/DPB1*02:01	33.8	3.78
	HLA-DPA1*02:01/DPB1*01:01	35	3.48
	HLA-DPA1*03:01/DPB1*04:02	34.9	4.15
	HLA-DQA1*05:01/DQB1*02:01	414	9.34
	HLA-DRB1*01:01	5.2	0.97
	HLA-DRB1*03:01	41.5	2.45
	HLA-DRB1*04:01	103.4	8.38
	HLA-DRB1*04:04	107.7	12.67
	HLA-DRB1*04:05	130	11.99
	HLA-DRB1*07:01	8.9	1.38
	HLA-DRB1*09:01	43.2	2.68
	HLA-DRB1*11:01	63.7	10.18
	HLA-DRB1*13:02	15.1	1.04
	HLA-DRB1*15:01	22.4	1.82
	HLA-DRB3*01:01	118.8	5
	HLA-DRB5*01:01	56.5	10.81
KSIGLYILSFALPII	HLA-DPA1*01/DPB1*04:01	62.7	3.7

	HLA-DPA1*01:03/DPB1*02:01	34.3	3.83
	HLA-DPA1*03:01/DPB1*04:02	96.6	9.44
	HLA-DQA1*05:01/DQB1*03:01	345.9	30.11
	HLA-DRB1*01:01	6.2	1.9
	HLA-DRB1*03:01	117	5.6
	HLA-DRB1*04:01	162.1	12.61
	HLA-DRB1*04:04	75.9	9.15
	HLA-DRB1*04:05	106.2	10.14
	HLA-DRB1*07:01	6.5	0.83
	HLA-DRB1*09:01	58.2	3.87
	HLA-DRB1*11:01	253.2	22.84
	HLA-DRB1*13:02	26.7	1.94
	HLA-DRB3*01:01	76.1	3.76
	HLA-DRB5*01:01	141.8	18.5
LYILSFALPIILKAL	HLA-DPA1*01/DPB1*04:01	50.2	3.08
	HLA-DQA1*05:01/DQB1*02:01	543.2	12.08
	HLA-DRB1*01:01	8.3	3.8
	HLA-DRB1*03:01	264.9	9.56
	HLA-DRB1*04:01	137.5	10.92
	HLA-DRB1*04:04	112.4	13.15
	HLA-DRB1*04:05	225.2	17.98
	HLA-DRB1*07:01	12.5	2.22
	HLA-DRB1*09:01	38.7	2.29
	HLA-DRB1*11:01	95.4	13.34
	HLA-DRB1*13:02	24	1.73
	HLA-DRB1*15:01	89.8	9.03

	HLA-DRB3*01:01	609.2	13.2
	HLA-DRB5*01:01	84.2	13.85
SIGLYILSFALPIIL	HLA-DPA1*01/DPB1*04:01	49.9	3.06
	HLA-DPA1*03:01/DPB1*04:02	72.6	7.73
	HLA-DQA1*05:01/DQB1*02:01	310.4	6.98
	HLA-DRB1*01:01	5.6	1.33
	HLA-DRB1*03:01	56.1	3.15
	HLA-DRB1*04:01	128	10.24
	HLA-DRB1*04:05	113.6	10.73
	HLA-DRB1*07:01	6.8	0.9
	HLA-DRB1*09:01	44	2.74
	HLA-DRB1*11:01	124.3	15.64
	HLA-DRB1*13:02	18.5	1.32
	HLA-DRB3*01:01	86.4	4.08
	HLA-DRB5*01:01	90.1	14.42
WKSIGLYILSFALPI	HLA-DPA1*01/DPB1*04:01	69.1	3.99
	HLA-DPA1*01:03/DPB1*02:01	46.7	4.87
	HLA-DPA1*03:01/DPB1*04:02	113.5	10.51
	HLA-DQA1*05:01/DQB1*02:01	476.2	10.68
	HLA-DQA1*05:01/DQB1*03:01	369.7	31.08
	HLA-DRB1*01:01	6.7	2.37
	HLA-DRB1*03:01	277.3	9.85
	HLA-DRB1*04:01	223.8	16.38
	HLA-DRB1*04:05	124.8	11.6

				HLA-DRB1*07:01	7	0.94
				HLA-DRB1*09:01	67.7	4.58
				HLA-DRB1*11:01	474.9	30.37
				HLA-DRB1*13:02	49.1	3.42
				HLA-DRB3*01:01	70.7	3.57
				HLA-DRB5*01:01	199.8	21.97
			YILSFALPIILKALY	HLA-DPA1*01/DPB1*04:01	117.7	5.94
				HLA-DQA1*05:01/DQB1*02:01	608.2	13.4
				HLA-DRB1*01:01	12.3	6.87
				HLA-DRB1*03:01	732.1	17.41
				HLA-DRB1*04:01	181.9	13.87
				HLA-DRB1*04:04	243.9	23.25
				HLA-DRB1*04:05	369.7	24.68
				HLA-DRB1*07:01	16	3.01
				HLA-DRB1*11:01	117.3	15.11
				HLA-DRB1*13:02	33.2	2.39
				HLA-DRB1*15:01	81.1	8.25
				HLA-DRB5*01:01	103.4	15.59
FLAARCPFL	239	247	DDFLAARCPFLPEQK	HLA-DPA1*01/DPB1*04:01	508.6	15.04
				HLA-DPA1*01:03/DPB1*02:01	342.9	17.53
				HLA-DPA1*02:01/DPB1*01:01	840.2	39.47
				HLA-DPA1*03:01/DPB1*04:02	905.3	30.6
				HLA-DQA1*05:01/DQB1*03:01	376.1	31.34
				HLA-DRB1*01:01	234.4	43.68
				HLA-DRB1*04:01	952.1	41.86

	HLA-DRB1*04:04	516.7	35.27
	HLA-DRB1*04:05	729.2	35.62
	HLA-DRB1*07:01	449.4	31.75
	HLA-DRB1*09:01	301.7	17.77
	HLA-DRB1*11:01	783.9	37.19
	HLA-DRB1*15:01	645.2	33
	HLA-DRB3*01:01	597.1	13.04
	HLA-DRB5*01:01	927.5	42.07
DFLAARCPFLP EQKD	HLA-DPA1*01:03/DPB1*02:01	440	20.08
	HLA-DQA1*05:01/DQB1*03:01	667	40.67
	HLA-DRB1*01:01	241.7	44.23
	HLA-DRB1*04:04	487.3	34.26
	HLA-DRB1*04:05	752.1	36.16
	HLA-DRB1*07:01	626.6	36.66
	HLA-DRB1*09:01	450.8	23.8
	HLA-DRB1*15:01	657.7	33.29
ERIDDFLAAR CPFLP	HLA-DPA1*01/DPB1*04:01	569.6	16.03
	HLA-DPA1*01:03/DPB1*02:01	276	15.53
	HLA-DPA1*03:01/DPB1*04:02	845	29.72
	HLA-DQA1*05:01/DQB1*02:01	470.5	10.56
	HLA-DQA1*05:01/DQB1*03:01	269.8	26.51
	HLA-DRB1*01:01	204.6	41.28
	HLA-DRB1*04:01	564.1	31.06
	HLA-DRB1*04:04	422.3	31.9
	HLA DRB1*04:05	570.4	31.39

	HLA-DRB1*07:01	104.3	14.56
	HLA-DRB1*09:01	297	17.57
	HLA-DRB3*01:01	260.7	8.03
	HLA-DRB5*01:01	617.7	35.98
FLAARCPFLPE QKDP	HLA-DPA1*01:03/DPB1*02:01	753.7	26.5
	HLA-DRB1*01:01	248.5	44.75
	HLA-DRB1*04:04	747.1	41.84
	HLA-DRB1*07:01	958.8	43.51
	HLA-DRB1*09:01	860.8	35.73
	HLA-DRB1*15:01	756.8	35.52
IDDFLAARCPF LPEQ	HLA-DPA1*01/DPB1*04:01	385.7	12.79
	HLA-DPA1*01:03/DPB1*02:01	267.1	15.24
	HLA-DPA1*02:01/DPB1*01:01	767.5	37.9
	HLA-DPA1*03:01/DPB1*04:02	760.4	28.43
	HLA-DQA1*05:01/DQB1*02:01	735.8	15.86
	HLA-DQA1*05:01/DQB1*03:01	261.8	26.08
	HLA-DRB1*01:01	155.2	36.71
	HLA-DRB1*03:01	508.1	14.2
	HLA-DRB1*04:01	693.5	35.08
	HLA-DRB1*04:04	519.6	35.36
	HLA-DRB1*04:05	675.5	34.26
	HLA-DRB1*07:01	268.4	24.85
	HLA-DRB1*09:01	236.6	14.79
	HLA-DRB1*11:01	483.5	30.61
	HLA-DRB1*15:01	417.2	26.43

	HLA-DRB3*01:01	297.8	8.67
	HLA-DRB5*01:01	786.8	39.54
MERIDDFLAA RCPFL	HLA-DPA1*01/DPB1*04:01	574.6	16.11
	HLA-DPA1*01:03/DPB1*02:01	235.2	14.16
	HLA-DPA1*02:01/DPB1*01:01	667.3	35.49
	HLA-DQA1*05:01/DQB1*02:01	581.7	12.86
	HLA-DQA1*05:01/DQB1*03:01	316.7	28.81
	HLA-DRB1*01:01	173.5	38.51
	HLA-DRB1*04:01	476.1	27.94
	HLA-DRB1*04:04	476.6	33.88
	HLA-DRB1*04:05	388	25.39
	HLA-DRB1*07:01	70.4	11.2
	HLA-DRB1*09:01	321	18.67
	HLA-DRB3*01:01	255.4	7.92
	HLA-DRB5*01:01	463	32.02
RIDDFLAARCP FLPE	HLA-DPA1*01/DPB1*04:01	435	13.74
	HLA-DPA1*01:03/DPB1*02:01	245.2	14.51
	HLA-DPA1*02:01/DPB1*01:01	960	41.81
	HLA-DPA1*03:01/DPB1*04:02	820.3	29.36
	HLA-DQA1*05:01/DQB1*02:01	515.7	11.5
	HLA-DQA1*05:01/DQB1*03:01	257.4	25.85
	HLA-DRB1*01:01	191.8	40.18
	HLA-DRB1*03:01	340.5	11.16

	HLA-DRB1*04:01	574.8	31.42
	HLA-DRB1*04:04	423.4	31.94
	HLA-DRB1*04:05	670.6	34.13
	HLA-DRB1*07:01	165.2	19.29
	HLA-DRB1*09:01	258.6	15.83
	HLA-DRB1*15:01	333.1	23.32
	HLA-DRB3*01:01	263.7	8.08
	HLA-DRB5*01:01	705.2	37.92

*Pełna tabela w załączniku

Analiza pokrycia ludnościowego

Epitopy o dużym powinowactwie do interakcji z międzynarodowymi allelami MHC-I i II zostały zastosowane do analizy pokrycia populacji w IEDB. Stwierdzono 22 i 70 epitopów w glikoproteinie, a 10 i 44 w nukleokapsydach w MHC-I i II dały wysoki procent pokrycia populacji. Wyniki podsumowano w tabelach (9-10), a proponowane epitopy w obu klasach MHC I i II przedstawiono w tabelach (11-12).

Tabela 9. epitopy glikoproteinowe o najwyższym odsetku pokrycia populacji

Epitope	**Pokrycie Klasa I**	**Łączna liczba trafień HLA**	**Epitope**	**Pokrycie Klasa II**	**Łączna liczba trafień HLA**
VIYEKTYCV	49.21%	4	ILLTQVADL	99.65%	22
QLIEGLCFI	40.60%	2	VHLIAPVVQT	93.85%	18
FIPTHTIAL	42.41%	3	LLSSRIQVI	99.65%	21

MTLPVTCFL	55.00%	8	VIYEKTYCV	96.71%	13
TLPVTCFLV	40.60%	2	IYEKTYCVT	96.21%	8
FQGYYICFI	40.60%	2	YCVTGQLIE	97.55%	10
GLMRIAGPV	40.60%	2	VTGQLIEGL	98.99%	13
SSFSTLVRK	40.03%	4	QLIEGLCFI	97.48%	9
IIAESNHSV	42.53%	3	IEGLCFIPT	97.64%	10
LTWTGFLAV	40.60%	2	LCFIPTHTI	92.89%	17
YTFTSLFSL	55.70%	7	CFIPTHTIA	90.56%	6
SLFSLIPGV	40.60%	2	FIPTHTIAL	93.13%	16
ITFCFGWLL	44.77%	4	TLPVTCFLV	93.82%	7
FRYKSRCYV	43.99%	4	LPVTCFLVA	91.01%	7
YAYPWQTAK	47.31%	5	CFLVAKKLG	91.56%	7
KAYKIVSLK	43.03%	5	FLVAKKLGT	94.54%	15

KQWCTTSCV	40.60%	2	KKLGTQLKL	95.97%	9
GLTECANFI	40.60%	2	KLAVELEKL	98.96%	13
NLLRGSNTV	40.60%	2	LAVELEKLI	97.70%	12
GILNGNWVV	40.60%	2	FQGYYICFI	99.28%	18
ILNGNWVVV	42.66%	2	FIGKHSEPL	98.81%	17
LLFSFFCPV	49.90%	4	LFVPTMEDY	96.79%	8
			IAFAGAPMY	91.31%	13
			FAGAPMYSS	97.78%	16
			PMYSSFSTL	96.39%	9
			MYSSFSTLV	95.28%	15
			YVFSPGIIA	93.67%	14
			VPLTWTGFL	92.38%	5
			LTWTGFLAV	99.26%	14
			FLAVSGEIE	99.06%	17
			KFRGSEQRI	92.17%	7
			VIGQCIYTF	95.33%	12
			CIYTFTSLF	99.08%	18

IYTFTSLFS	97.86%	13
YTFTSLFSL	99.24%	13
TFTSLFSLI	96.21%	8
FTSLFSLIP	89.54%	14
VAHSLAVEL	98.54%	19
GWATTALLI	99.31%	14
LITFCFGWL	96.39%	9
FCFGWLLIP	97.43%	10
LLTFSCSHY	96.15%	11
YSTESKFKV	98.16%	13
KFKVILERV	98.46%	14
VILERVKVE	96.23%	10
ILERVKVEY	90.67%	4
YQKTMGSMV	93.92%	15
TLGVFRYKS	90.19%	5
FRYKSRCYV	96.40%	13
CYVGLVWGI	97.29%	10
YVGLVWGIL	97.14%	13
LVWGILLTTT	95.81%	8
ILLTTELII	99.45%	15
LLTTELIIW	97.48%	9
IIWAASADT	90.00%	13
WAASADTPL	91.43%	12

FALASYSY	98.78%	17
FHFQLDKQV	99.50%	19
FQLDKQVVH	93.65%	11
VVHAEIQNL	93.73%	15
YPWQTAKCF	93.57%	10
CFFEKDYQY	92.71%	8
FFEKDYQYE	93.01%	6
VYLDKLRSV	96.48%	13
YKIVSLKYT	95.55%	15
LKYTRKVCI	99.27%	19
QPGDTLLFL	95.83%	9
LFLGPLEQG	98.37%	10
YGATVTNLL	94.51%	16
FTKSGEWLL	99.24%	17
ILILSILLF	93.35%	7

*Pełna tabela w załączniku

Tabela 10. epitopy nukleokapsydowe o wysokim odsetku pokrycia ludnościowego

Epitope	Pokrycie	Łączna liczba trafień HLA	Epitope	Pokrycie	Łączna liczba trafień HLA
	Klasa I			Klasa II	
GLYILSFAL	39.08%	1	ITLHEQQLV	83.18%	9

YILSFALPI	44.14%	3	DAERAVELD	79.44%	6
ILSFALPII	39.08%	1	SRRAAVSAL	92.35%	9
IILKALYML	40.60%	2	RRAAVSALE	86.21%	9
IILKALYML	40.60%	2	LKRELADLI	94.55%	18
GVIGFSFFV	42.53%	3	ADLIAAQKL	84.17%	8
FLAARCPFL	51.18%	4	LIAAQKLAS	96.44%	17
HLYVSMPTA	39.08%	1	LRYGNVLDV	99.07%	16
LRYGNVLDV	33.31%	2	WKSIGLYIL	94.46%	15
IRKPRHLYV	33.31%	2	LYILSFALP	93.34%	7
			YILSFALPI	99.77%	23
			ILKALYMLS	99.61%	18
			LKALYMLST	98.72%	16
			LRRRTQSMGI	81.74%	12
			IIILYMSHW	91.28%	11
			LYMSHWGRE	95.37%	10
			LRELAQTLV	84.55%	11

LRRRTQSMGI	81.74%	12
AFYQSYLRR	96.21%	9
FYQSYLRRT	98.79%	16
KSAFYQSYL	93.67%	9
IMASKSVGT	91.14%	13
ELGAFFAIL	96.65%	10
LGAFFAILQ	96.05%	15
GAFFAILQD	94.82%	10
AFFAILQDM	89.50%	9
FFAILQDMR	99.50%	20
IFADIATPH	89.33%	14
AESATIFAD	96.21%	12
ESATIFADI	97.74%	10
ARAESATIF	92.52%	8
LATNRAYFI	97.70%	14
FVKDWMERI	99.52%	19
FLAARCPFL	99.74%	22
VMGVIGFSF	97.33%	10
VIGFSFFVK	97.77%	11
IGFSFFVKD	93.55%	8
FRTIACGLF	91.66%	10
ILKALYMLS	99.61%	18
LKALYMLST	98.72%	16

LYILSFALP	93.34%	7
YILSFALPI	99.77%	23
WKSIGLYIL	94.46%	15
LKRELADLI	94.55%	18

*Pełna tabela w załączniku

Tabela 11. Proponowane epitopy w obu klasach MHC I i II nukleokapidu

Epitope	Pokrycie Klasa I	Łączna liczba trafień HLA	Epitope	Pokrycie Klasa II	Łączna liczba trafień HLA
YILSFA LPI	44.14%	3	YILSFALPI	99.77%	23
FLAARC PFL	51.18%	4	FLAARCP FL	99.74%	22
Zestaw Epitope	54.09%		Zestaw Epitope	99.77%	

Tabela 12. Proponowane epitopy glikoproteiny w obu klasach MHC I i II.

Epitope	Pokrycie Klasa I	Łączna liczba trafień HLA	Epitope	Pokrycie Klasa II	Łączna liczba trafień HLA
MTLPVTCFL	55.00%	8	ILLTQVADL	99.65%	22
YTFTSLFSL	55.70%	7	LLSSRIQVI	99.65%	21
Zestaw Epitope	61.06%		Zestaw Epitope	99.89%	

4. Dyskusja

Szczepienia, które są formą medycyny prewencyjnej, mają niezwykle silny wpływ na obronę przed czynnikami zakaźnymi, które powodują choroby i zgony, a niekiedy szczepionki mają zdolność całkowitego wyeliminowania choroby z kuli ziemskiej (np. ospy). [42], [43] Niemniej jednak wiele chorób ludzkich nadal nie ma skutecznych szczepionek. [42] Jedną z tych chorób jest HCPS, szczególnie powodowana przez SNV. Pomimo że wirusa SNV nie przenosi się z człowieka na człowieka; jest on wysoce zjadliwy (wskaźnik śmiertelności w przypadku 30 do 50 %)[44] niezależnie od wieku,[45] stanu zdrowia,[46] czy dostępu do zaawansowanej opieki medycznej[47] i był odpowiedzialny za wybuch epidemii w 2012 r. w parku narodowym Yosemite. [21] Brak skutecznych szczepionek, profilaktyki poekspozycyjnej lub środków terapeutycznych zapobiegających HCPS powodowanemu przez wirusa SNV przyczynił się do zaniepokojenia około 270 000 odwiedzających Yosemite, którzy otrzymali powiadomienie o możliwym narażeniu. [46] To prowadzi nas do pilnej potrzeby opracowania skutecznej szczepionki przeciwko wirusowi SNV. W naszych badaniach przeanalizowaliśmy glikoproteinę otoczkową i nukleokapid nukleotydowy wirusa SNV i przewidzieliśmy większość zachowanych i immunogennych epitopów komórek B i T, które mogłyby wyzwolić humoralną i komórkową odpowiedź immunologiczną w celu opracowania skutecznej szczepionki na bazie epitope. Ta koncepcja szczepionki opartej na epitopach, w której koktajl epitopów B i T-komórkowych jest stosowany w celu zwiększenia ochrony przed infekcją wirusową, została zastosowana przez Stewarda *i wsp.* w badaniach nad oddechowym wirusem synchronicznym (RSV), gdzie specyficzne dla RSV odporności humoralne i komórkowe były indukowane po uodpornieniu koktajlem peptydów. Po zakażeniu prowokacyjnym zaobserwowano 190-krotne zmniejszenie miana RSV w płucach u zaszczepionych myszy. [48] Tak więc połączenie odporności humoralnej i komórkowej jest bardziej obiecujące przy usuwaniu infekcji wirusowej niż sama odporność humoralna lub komórkowa.

Wiele badań wykazało silną antygenowość zarówno glikoproteiny błonowej, jak i białka nukleokapsydowego. Wykazano jednak, że przeciwciała neutralizujące są wystarczające do zapewnienia ochrony w pasywnym uodpornianiu eksperymentów z użyciem glikoprotein swoistych dla glikoprotein przeciwciał monoklonalnych i poliklonalnych. (2), (15), (47) Nukleokapid jest białkiem wielofunkcyjnym, które odgrywa kilka ról w replikacji i łączeniu wirusów i jest głównym antygenem, na który gospodarz umieszcza humoralną odpowiedź immunologiczną. Jest wysoce konserwowany wśród różnych genotypów Hantavirusa i jest wcześnie wyrażany w ogromnych ilościach w komórce podczas infekcji. Przeciwciało do białka nukleokapsydowego jest wykazywane wcześnie w odpowiedzi immunologicznej. (3),(49)

Zachowane epitopy dla komórek B i T zostały pobrane ze wszystkich deklarowanych szczepów glikoprotein SNV i nukleokapidów w bazach danych NCBI do listopada 2016 roku. Jak widać na podstawie tego rezultatu, w regionach chronionych krzyżują się szczepy, którym towarzyszy dobry poziom zaufania. W celu zaprojektowania efektywnego antygenu peptydowego dla komórek B, epitopy były przewidywane na podstawie zachowanych sekwencji za pomocą narzędzi predykcyjnych Bepipred, powinny zostać przekroczone zarówno progi dostępności powierzchniowej Emini, jak i antygenowości Kolaskara i Tongaonkara, a sekwencje peptydowe powinny mieścić się w przedziale 8-22 aminokwasów. (19) Jednakże 20 przewidywanych epitopów glikoprotein było zadowolonych zarówno z dostępności powierzchniowej Emini, jak i z testów antygenowości Kolaskara i Tongaonkara w IEDB. Liniowy epitop 743CKKYAYPWQT752 wykazał wysoki wynik w obu testach, co ilustruje tabela 3. W przypadku nukleokapsydów 9 przewidywanych epitopów dla komórek B uzyskało pozytywny wynik w testach dostępności powierzchniowej Emini oraz w testach antygenowości Kolaskara i Tongaonkara. Liniowy epitop 271QVDESKVSD279 miał długość pozostałości 9 aminokwasów, gdy zmniejszyliśmy długość epitopu do 8 aminokwasów 271QVDESKVS278 uzyskaliśmy najwyższy wynik w testach dostępności z pozytywnym wynikiem w testach antygenowości, jak pokazano w tabeli 4. Sagadevan *i wsp.* w 2017 r. przewidzieli, że IMASKSVGS/TAEEKLKKKSAF z białka nukleokapidowego Hantaviruses powodujących HCPS, na podstawie średniego procentu prawdopodobieństwa przewidywania, będzie najlepszym kandydatem epitopu komórek B do opracowania testów immunologicznych w wykrywaniu przeciwciał przeciwko wirusom hantavirusowym powodującym HCPS. [(49)] Jednak ten peptyd ma niską wartość antygenowości i nie przekracza progu testu na antygenowość Kolaskara i Tongaonkara w IEDB. W związku z tym może on być przydatny do rozwoju narzędzi immunodiagnostycznych służących do wykrywania przeciwciał wirusa Hantavirusa wywołujących HCPS, ale nie do opracowywania skutecznych szczepionek.

Odporność za pośrednictwem komórek T odgrywa kluczową rolę w obronie przed infekcjami wirusowymi. [(50)] Włączenie epitopów T-komórkowych do rozwoju szczepionki indukuje silną i długotrwałą odpowiedź immunologiczną oraz dryf antygenowy, gdzie antygen może łatwo uciec przed reakcją pamięci przeciwciała. ([19), (22)] Podczas gdy cytotoksyczne limfocyty T CD8+ generalnie rozpoznają wewnątrzkomórkowe peptydy wykazywane przez cząsteczki HLA klasy I, limfocyty CD4+ T-helper generalnie rozpoznają peptydy z przestrzeni pozakomórkowej, wykazywane przez cząsteczki HLA klasy II (CD4+ epitopy limfocytów T). [(22)] Potencjalnym problemem w rozwoju szczepionek opartych na epitopach CTL jest duży stopień polimorfizmu MHC i potrzeba zrozumienia ograniczeń HLA w populacji docelowej dla szczepionek. [(51)] W naszych badaniach wybraliśmy najczęściej występujące allele w IEDB do prognozowania wiązania MHC. W przypadku glikoprotein, spośród 168 konserwowanych komórek CD8+ T przewidywanych epitopów, stwierdzono, że epitope 208MTLPVTCFL216 ma większe powinowactwo do interakcji z 8 allelami (HLA-A*02:06, HLA-A*02:01, HLA-A*30:01, HLA-A*68:02, HLA-B*58:01, HLA-B*57:01, HLA-C*03:03, HLA-C*14:02) oraz epitop 458YTFTSLFSL466 miały powinowactwo do interakcji z 7 allelami (HLA-A*02:06, HLA-A*02:01, HLA-A*68:02, HLA-B*39:01, HLA-C*03:03, HLA-C*12:03, HLA-C*14:02). Te dwa epitopy miały bardzo dobre pokrycie populacji dla alleli klasy I na całym świecie, jak pokazano w tabeli 5 i tabeli 12. Znaleźliśmy również 674 komórki CD4+ T, które przewidywały zachowane epitopy oddziałujące z allelami MHC-II, jak pokazano w Tabeli 7. Epitopy 50ILLTQVADL58 i 165LLSSRIQVI173 miały wysokie powinowactwo do interakcji odpowiednio z 22 i 21 allelami. Współdziałały one z HLA-DPA1*01/2/3, -DPA1*02, -DQB1*02/3/4/5/6, -DRB1*03/4/7, -DRB3*01, -DRB4*01, -DRB5*01. Co ciekawe, te dwa epitopy obejmowały 99,65% ludności świata. W przypadku nukleokapidów znaleźliśmy 66 komórek CD8+ T i 228 CD4+ T zakonserwowanych przewidywanych epitopów, jak pokazano w tabelach 6 i 7. Co najważniejsze, epitopy 125YILSFALPI133 i 239FLAARCPFL247 miały wysokie powinowactwo do interakcji z obiema klasami MHC, I i II, a także miały doskonałe pokrycie populacji dla alleli I i II klasy na całym świecie (Tabela 11). Epitope FLAARCPFL był tym samym epitopem, który Sathish *i in. przewidzieli* w 2017 roku jako odpowiedni epitop dla szczepionki specyficznej dla genotypu SNV. (52)

Supertyp HLA-A*02 jest wyrażony we wszystkich głównych grupach etnicznych w przedziale 39-46%. Ponieważ wiele peptydów wiążących A*02:01 wykazuje również wiązanie zwyrodniałe (wiązanie z wieloma allelami), można opracować szczepionkę wielogatunkową A2, która umożliwi szerokie, nieetniczne pod względem etnicznym pokrycie populacji. (51),(53) Ważniejsze znaczenie ma stwierdzenie, że wszystkie epitopy komórek CD8+ T przewidywanych do szczepienia wykazały interakcje z HLA-A*02 i większością HLA-A*30, -A*68, -B*08, -B*39, -B*57 i C*04:01, które są bardziej dominującymi allelami HLA w USA i Ameryce Północnej, gdzie doszło do zakażenia i ognisk SNV. (53), (54) Z drugiej strony stwierdzono, że wszystkie epitopy komórek CD4+ T wchodziły w interakcję z HLA-DRB1*03:02, -DRB1*03:01 i -DRB1*07:01, które są jednymi z najczęstszych haplotypów obserwowanych w populacjach amerykańskich, co zostało zgłoszone przez Martin *et al.* w 2007 roku. [55]

Wniosek

Podejścia bioinformatyczne są podstawowym składnikiem rurociągu o dużej przepustowości do mapowania in silico tysięcy potencjalnych epitopów, minimalizując czas i koszty związane z eksperymentalnymi badaniami takich peptydów. (51) Populacje docelowe szczepionki to mieszkańcy endemicznych obszarów geograficznych, na których występuje wirus SNV, oraz osoby z zawodowym ryzykiem zakażenia. (1) Wymagana jest analiza skuteczności proteasomów i transporterów związanych z przetwarzaniem antygenów (TAP); w celu przewidzenia epitopów kandydujących na podstawie przetwarzania peptydów in vivo. Wraz z badaniami in silico konieczne są dalsze doświadczenia in vivo i in vitro w celu udowodnienia skuteczności wyzwalania i ustalania odpowiedzi immunologicznej. Nasze badania po raz pierwszy przewidziały koktajl epitopów komórek B i T do zaprojektowania skutecznej szczepionki przeciwko HCPS wywoływanej przez SNV.

Referencje:

1. Krüger D, Schönrich G, Klempa B (2011) Human pathogenic hantaviruses and prevention of infection. Hum Vaccin 7: 685-693.

2. Maes P, Clement J, Ranst M (2009) Recent approaches in hantavirus vaccine development. Expert Rev Vaccines 8: 67-76.

3. Hussein I, Haseeb A, Haque A, Mir M (2011) Recent advances in Hantavirus Molecular Biology and Diseaseasease. Adv Appl Microbiol 74: 35-75.

4. Levinson W (2012) Review of medical microbiology and immunology.12th ed. US: Mc Graw Hill; 2012

5. Larson R, Brown D, Ye C, Hjelle B (2005) Peptide Antagonists That Inhibit Sin Nombre Virus and Hantaan Virus Entry through the 3-Integrin Receptor. J Virol 79: 7319-7326.

6. Bondu V, Schrader R, Gawinowicz M, McGuire P, Lawrence D, et al. (2015) Elevated Cytokines, Thrombin and PAI-1 in Severe HCPS Patients Due to Sin Nombre Virus. Wirusy 7: 559-589.

7. MacNeil A, Nichol S, Spiropoulou C (2011) Hantavirus pulmonary syndrom. Virus Res 162: 138-147.

8. Koster F, Mackow E (2012) Pathogenesis of the hantavirus pulmonary syndrome. Future Virology 7: 41-51.

9. Bharadwaj M, Nofchissey R, Goade D, Koster F, Hjelle B (2000) Humoralne odpowiedzi immunologiczne w zespole kardiopulmonologicznym Hantavirusa. J Infect Dis 182: 43-48.

10. Ye C, Prescott J, Nofchissey R, Goade D, Hjelle B (2004) Przeciwciała neutralizujące i RNA wirusa Sin Nombre po wyzdrowieniu z Hantavirus Cardiopulmonary Syndrome. Emerg Infect Dis 10: 478-482.

11. Mattar S, Garzon D, Tadeu L, Faccini-Martínez AA, Mills JN (2014) Serological diagnosis of hantavirus pulmonary syndrome in a febrile patient in Columbia. Int J Infect Dis 25: 201-203.

12. Bharadwaj M, Mirowsky K, Ye C, Botten J, Masten B, et al. (2002) Szczepionki genetyczne chronią przed wyzwaniem hantawirusów Sin Nombre u myszy jeleniowatych (Peromyscus maniculatus). J Gen Virol 83: 1745-1751.

13. Schmaljohn C (2009) Szczepionki dla Hantavirusów. Szczepionka 27: D61-D64.

14. Centra Kontroli i Zapobiegania Chorobom w USA (2016). Atlanta, GA: CDC.

15. Xiao R, Yang S, Koster F, Ye C, Stidley C, et al. (2006) Sin Nombre Viral RNA Load in Patients with Hantavirus Cardiopulmonary Syndrome. J Infect Dis 194: 1403-1409.

16. Carver S, Mills J, Parmenter C, Parmenter R, Richardson K, et al. (2015) Toward a Mechanistic Understanding of Environmentally Forced Zoonotic Disease Emergence: Sin Nombre Hantavirus. Bioscience 65: 651-666.

17. Schmaljohn C, Hjelle BB (1997) Hantaviruses: Globalny problem chorób. Emerg Infect Dis 3: 95-104.

18. Oyarzuna P, Ellisa J, Gonzalez-Galarzac F, Jonesc A, Middletond D, et al. (2015) A bioinformatics tool for epitope based vaccine design that accounts for human ethnic diversity: Zastosowanie do pojawiających się chorób zakaźnych. Vaccine 33:1267-1273.

19. Shawan M, Al Mahmud H, Hasan M, Parvin AA, Rahman M, et al. (2014) In silico modeling and immunoinformatics probing reveal the epitope based peptide vaccine against Zika virus envelope glycoprotein. Indian J Pharm Biol Res 2: 44-57.

20. Hoopera J, Josleyna M, Ballantyneb J, Brocatoa R (2013) A novel Sin Nombre virus DNA vaccine and its inclusion in a candidate pan-hantavirus vaccine against hantavirus pulmonary syndrome (HPS) and hemorrhagic fever with renal syndrome (HFRS). Szczepionka 31: 4314-4321.

21. Wilken JA, Jackson R, Materna BL, Windham GC, Enge B, et al. (2015) Assessing prevention measures and Sin Nombre hantavirus seroprevalence among workers at Yosemite National Park. Am J Ind Med 58: 658-667.

22. Oyarzuna P, Ellisa J, Gonzalez-Galarzac F, Jonesc A, Middletond D, et al. (2015) A bioinformatics tool for epitope based vaccine design that accounts for human ethnic diversity: Zastosowanie do pojawiających się chorób zakaźnych. Szczepionka 33: 1267-1273.

23. Kashala O, Amador R, Valero M, Morino A, Barbosa A, et al. (2002) Safety, toleranceability and immunogenicity of new formulations of the Plasmodium falciparum malaria peptide vaccine SPf66 combined with the immunological adjuvant QS-21. Szczepionka 20: 2263-2277.

24. Nardin EH, Oliveira GA, Calvo-Calle JM, Castro ZR, Nussenzweig RS, et al. (2000) Synthetic malaria peptide vaccine elicits high levels of antibodies in vaccinees of defined HLA genotypes. J Infect Dis 182: 1486-1496.

25. Engler O, Dai W, Sette A, Hunziker IP, Reichen J, et al. (2001) Peptide vaccines against hepatitis B virus: from animal model to human studies. Mol Immunol 38: 457-465.

26. Gahery H, Daniel N, Charmeteau B, Ourth L, Jackson A, et al. (2006) New CD4+ and CD8+ T cell responses induced in chronically HIV type-1-infected patients after immunizations with an HIV type 1 lipopeptide vaccine. AIDS Res Hum Retrovirusy 22: 684-694.

27. Pinto L, Berzofsky J, Fowke K, Little RF, Merced-Galindez F, et al. (1999) HIVspecific immunity following immunization with HIV synthetic envelope peptides in asymptomatic HIV-infected patients. AIDS 13: 2003-2012.

28. Lundegaard C, Lund O, Kesmir C, Brunak S, Nielsen M (2007) Modelowanie adaptacyjnego układu odpornościowego: prognozy i symulacje. Bioinformatics 23: 3265-3275.

29. Badawi M, Osman M, Alla AF, Ahmedani A, Abdalla M, et al. (2016) Highly Conserved Epitopes of ZIKA Envelope Glycoprotein May Act as a Novel Peptide Vaccine with High Coverage: Podejście immunoinformatyczne. Ameran J Infectious Diseases and Microbiology 4: 46-60.

30. Badawi M, Alla AF, Alam S, Mohamed W, Osman D, et al. (2016) Immunoinformatics Predication and in silico Modeling of Epitope-Based Peptide Vaccine Against Viruses Newcastle Disease. Ameran J Infectious Diseases and Microbiology 4: 61-71

31. Hall TA (2016) "BioEdit: przyjazny dla użytkownika edytor wyrównywania skutków biologicznych i program analityczny dla Windows 95/98/NT". Nucl Acids Symp 41: 95-98.

32. Hasan A, Hossain M, Alam M (2013) A Computational Assay to Design an Epitope-Based Peptide Vaccine Against Saint Louis Encephalitis Virus. Bioinform Biol Insights 7: 347-355.

33. Vita R, Overton JA, Greenbaum JA, Ponomarenko J, Clark JD, et al. (2014) The immune epitope database (IEDB) 3.0. Nucleic Acids Res 43: D405-12.

34. Larsen J, Lund O, Nielsen M (2006) Improved method for predicting linear B-cell epitopes. Immunome Res 2: 2.

35. Emini EA, Hughes JV, Perlow DS, Boger J (1985) Induction of hepatitis A virus neutralizing antibodies by a virus-specific synthetic peptide. J Virol 55: 836-839.

36. Kolaskar AS, Tongaonkar PC (1990) A semi-empirical method for prediction of antigenic determinants on protein antigens. FEBS Lett 276: 172-174.

37. Buus S, Lauemøller SL, Worning P, Kesmir C, Frimurer T, et al. (2003) Sensitive quantitative predictions of peptide-MHC binding by a "Query by Committee" artificial neural network approach. Tissue Antigens 62: 378-384.

38. Nielsen M, Lund O (2009) NN-align. Algorytm sztucznego ustawienia sieci neuronowej dla przewidywania wiązania peptydów MHC klasy II. BMC Bioinformatics10: 296.

39. Bui HH, Sidney J, Dinh K, Southwood S, Newman MJ, et al. (2006) Predicting population coverage of T-cell epitope-based diagnostics and vaccines. BMC Bioinformatics 7: 153.

40. Wang S, Li W, Liu S, Xu J (2016) RaptorX-Property: serwer internetowy do przewidywania właściwości struktur białkowych. Nucleic Acids Res 44: W430-W435.

41. Pettersen EF, Goddard TD, Huang CC, Couch GS, Greenblatt DM, et al. (2004) UCSF Chimera - system wizualizacji do badań i analiz eksploracyjnych. J Comput Chem 25: 1605-1612.

42. Hans D, Young P, Fairlie D (2006) Aktualny status krótkich syntetycznych peptydów jako szczepionek. Med Chem 2: 627-646.

43. Patronov A, Doytchinova I (2013) Szczepionka epitopowa T-komórkowa zaprojektowana przez immunoinformatyków. Open Biol 3: 120139.

44. Safronetza D, Prescotta J, Feldmannb F, Haddocka E, Rosenkeb R, et al. (2014) Pathophysiology of hantavirus pulmonary syndrome in rhesus macaques. PNAS 111: 7114-7119.

45. Ramos M, Overturf G, Crowley M, Rosenberg R, Hjelle B, et al. (2001) Infection with Sin Nombre Hantavirus: clinical presentation and outcome in children and adolescents. Pediatrics 108: e27.

46. Hooper JW, Brocato RL, Kwilas SA, Hammerbeck CD, Josleyn MD, et al. (2014) DNA szczepione ludzką IgG produkowaną w transchromosomalnym bydle chroni w zabójczych modelach zespołu płucnego wywołanego wirusem rękawa. Sci Transl Med 6: 264ra162.

47. Kwilas S, Kishimori J, Josleyn M, Jerke K, Ballantyne J i in. (2014) Szczepionka DNA przeciwko Hantavirusowemu Zespołowi Płuc (HPS) dostarczona przy użyciu zasilanego wiosną iniektora odrzutowego powoduje silną neutralizację reakcji przeciwciał u królików i ssaków naczelnych. Curr Gene Ther 14: 200-210.

48. Hsu S, Chargelegue D, Obeid O, Steward M (1999) Synergistic effect of immunization with a peptide cocktail inducing antibody, helper and cytotoxic T-cell responses on protection against respiratory syncytial virus. J Gen Virol 80: 1401-1405.

49. Kalaiselvan SS, Sankar S, Ramamurthy M, Ghosh A, Nandagopal B, et al. (2017) Prediction of pan-specific B-cell epitopes from nucleocapsid protein of hantaviruses causing hantavirus cardiopulmonary syndrome. J Cell Biochem 118: 2320-2324.

50. Klavinskis L, Whitton J, Oldstone M (1989) Molecularly engineered vaccine which expresses an immunodominant T-cell epitope induces cytotoxic T lymphocytes that confer protection from lethal virus infection. J Virol 63: 4311-4316.

51. Keogh E, Fikes J, Southwood S, Celis E, Chesnut R, et al. (2001) Identification of new epitopes from four different tumor-associated antigens: recognition of naturally processed epitopes correlates with HLA-A*0201-binding affinity. J Immunol 167: 787-796.

52. Sankar S, Ramamurthy M, Nandagopal B, Sridharan G (2017) epitopy komórek T przewidywane z białka nukleokapidalnego wirusa Sin Nombre, ograniczone do 30 alleli HLA wspólnych dla populacji Ameryki Północnej. Bioinformacja 13: 94-100.

53. Ben-Yedidia T, Arnon R (2007) Szczepionka przeciwko grypie na bazie epitopów. Expert Rev Vaccines 6: 939-948.

54. Mori M, Beatty PG, Graves M, Boucher KM, Milford EL (1997) Częstotliwości genów HLA i haplotypów w populacji Ameryki Północnej: National Marrow Donor Program Donor Registry. Transplantacja 64: 1017-1027.

55. Maiers M, Gragert L, Klitz W (2007) Wysokiej rozdzielczości allele HLA i haplotypy w populacji Stanów Zjednoczonych. Hum Immunol 68: 779-788.

FSC
www.fsc.org
MIX
Papier | Fördert
gute Waldnutzung
FSC® C083411

Kolibri 360 GmbH
Ferdinand-Jühlke-Straße 7
99095 Erfurt, Deutschland
produktsicherheit@kolibri360.de

Druck:
CPI Druckdienstleistungen GmbH
im Auftrag der
Kolibri 360 GmbH
Ferdinand-Jühlke-Str. 7
99095 Erfurt